DE

L'HYPERESTHÉSIE HYSTÉRIQUE

ET NOTAMMENT

DE

L'HYPERESTHÉSIE DES MUSCLES CHEZ LES HYSTÉRIQUES

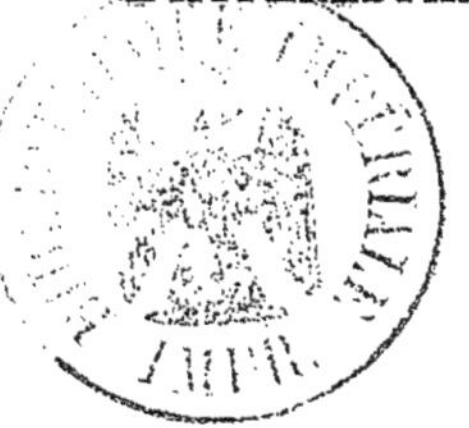

Publications de l'**Union Médicale**, Février, Mars et Avril 1858.

DE

L'HYPERESTHÉSIE HYSTÉRIQUE

ET NOTAMMENT

DE L'HYPERESTHÉSIE DES MUSCLES CHEZ LES HYSTÉRIQUES

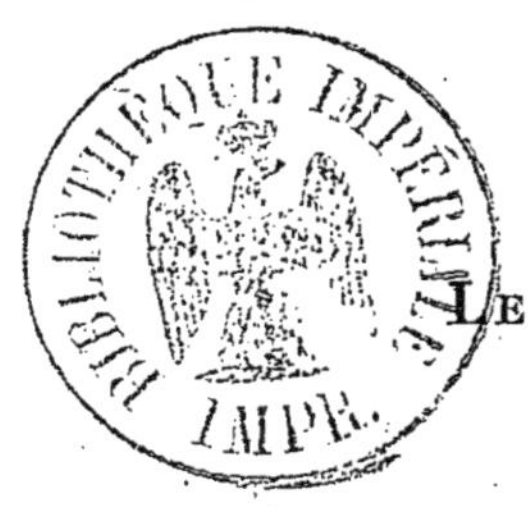

PAR

LE DOCTEUR BRIQUET,

Médecin de l'hôpital de la Charité.

On entend par hyperesthésie, l'augmentation de la sensibilité, ou l'excès dans la faculté de sentir; c'est le nom sous lequel on comprend maintenant divers états que nos prédécesseurs désignaient vaguement sous les noms de douleurs, de névroses, de névralgies, ou de phénomènes nerveux.

Cette exaltation de la sensibilité sur laquelle les auteurs des traités d'hystérie ont passé fort légèrement, est pourtant l'un des accompagnements tellement constants de cette névrose, qu'il n'est pas une femme atteinte d'hystérie qui ne la présente dans une ou dans plusieurs de ses parties.

Pour montrer de quelle importance elle est dans l'affection hystérique, et pour donner une idée du rôle qu'elle y joue, je veux me borner, dans cet article, à traiter de l'une des hyperesthésies qui a a le moins fixé l'attention des auteurs, de l'hyperesthésie des muscles.

Avec les notions qui ont généralement cours en fait d'hystérie, on s'étonnera sans doute de voir un article sur une altération de sensibilité si peu considérable qu'il n'en est pas même fait mention dans la plupart des traités de pathologie. Mais on s'étonnera bien plus, quand on me verra prétendre que l'hyperesthésie des muscles est un phénomène très commun chez les hystériques; qu'elle produit les accidents les moins connus, et que l'ignorance dans laquelle on s'est trouvé à son égard, a causé les erreurs de diagnostic les plus nombreuses, les plus singulières, et quelquefois même les plus graves dans leurs résultats.

On sera surpris de trouver dans cette hyperesthésie des moyens non seulement de connaître la nature de l'hystérie, mais encore d'avoir, par elle, une sorte de criterium, à l'aide duquel on peut déterminer positivement, si tel trouble dont la nature est encore un sujet de contestation entre les médecins, appartient aux phlegmasies ou aux névroses.

Qu'a de commun un trouble dans la sensibilité des muscles, organes grossiers de la locomotion, avec les affections morales, causes principales de l'hystérie, se dira-t-on. Quel rapport peut-il exister entre la fibre musculaire et les souffrances physiques ou morales. C'est ce qu'on va voir.

Il faut d'abord constater que l'ensemble des muscles soumis à la volonté est très souvent le théâtre des manifestations de l'hystérie. C'est sur les muscles que se passent les mouvements convulsifs des attaques qui ont lieu chez les deux tiers des hystériques ; c'est également sur eux qu'ont lieu les affaiblissements et les paralysies qui se voient si fréquemment chez elles. C'est encore sur les muscles que l'on trouve les anesthésies et les hyperesthésies des parties superficielles, si communes dans l'hystérie, qu'elles en forment le caractère distinctif. Le système musculaire joue donc évidemment un grand rôle dans l'hystérie.

Maintenant tâchons de deviner pour quelle raison ces organes du mouvement, sont si fréquemment intéressés dans cette maladie.

Je demanderai la permission de prendre la chose d'un peu loin, afin de me faire mieux comprendre.

La puissance qui a créé l'univers a entouré chacune de ses créations de tous les moyens de protection nécessaires à sa conservation et à son bien-être. Les animaux qui seuls jouissent de la faculté de se déplacer, trouvent dans cette faculté, les moyens, soit d'aller l'un vers l'autre, afin de partager les jouissances réciproques, ou de se soulager dans leurs souffrances, soit de se fuir quand l'un d'eux devient dangereux pour les autres. Mais pour obéir à cette destination de leur nature, il fallait que des signes communs à tous, qu'une sorte de langage universel leur fissent connaître ces besoins réciproques, ou ces dangers. Ces signes, ce sont les changements extérieurs par lesquels se manifestent les passions. Chez l'homme, qui fait le sujet de nos études, l'expression de la figure, les gestes, la voix, les mouvements du corps, et, en général, tous les actes qui s'exécutent à l'aide des muscles, sont les moyens les plus ordinaires de cette manifestation. Il était par conséquent tout naturel que l'hystérie, qui n'est ordinairement que l'expression, à la vérité très complexe, de souffrances ou vives ou prolongées, se manifestât par les mêmes moyens que ceux que mettent en jeu les passions affectives.

Voyez une femme impressionnable éprouver subitement une

émotion morale pénible ; à l'instant sa figure se colore, ses traits s'animent, sa gorge se serre, elle éprouve de la strangulation ; si elle veut boire, il lui est impossible d'avaler ; si elle veut parler, ou la voix lui manque, ou elle jette un cri ; son cœur bat avec précipitation ; un poids presse sa poitrine ; sa respiration est entrecoupée ; on dirait qu'une pression, venue de l'extérieur, vient peser sur l'épigastre ; il se manifeste dans les membres un sentiment d'inquiétude, un besoin d'agitation et de mouvement ; les bras se tordent ou se raidissent ; les muscles des membres se contractent involontairement et par secousses, ou sont pris d'un tremblement convulsif. Puis, au bout de quelques instants de cet état de souffrance, éclatent les pleurs, les sanglots, les gémissements, l'urine coule claire et abondante. Et quand cette sorte d'accès est passée, il reste de la céphalalgie, des douleurs dans le dos, une sensation de souffrance à l'épigastre et de la courbature dans les membres. Or, il sera établi plus loin que la plus grande partie de ces actes si divers se passe sur les muscles. C'est bien là une hystérie qui ne dure que quelques heures, après lesquelles l'équilibre s'est rétabli. Mais si, au lieu de n'agir qu'une fois, les causes morales se reproduisent fréquemment, ou bien si elles ont une durée assez longue, les manifestations physiologiques des passions affectives qui en résulteront deviendront permanentes, et au lieu d'un accès momentané on aura l'hystérie confirmée.

On comprend maintenant pourquoi les manifestations hystériques se passent si fréquemment sur les muscles.

Arrivons maintenant à l'hyperesthésie de ces organes.

Les douleurs des parties charnues qui constituent les parois des cavités splanchniques, et l'épaisseur des membres, sont connues depuis longtemps, puisqu'Hippocrate lui-même en a fait mention. Elles sont des accompagnements si fréquents de l'hystérie, qu'il n'est pas un observateur qui ne les ait indiquées. Le seul point qui était inconnu était leur siége. En effet, on s'était assez généralement accordé, jusqu'à ces derniers temps, à les regarder comme des douleurs nerveuses, sans en dire plus. M. le docteur Henrot est le premier qui ait avancé d'une manière explicite que quelques-unes d'entre elles étaient des douleurs des muscles. Mais ni lui, ni M. Gendrin, à qui il faut rapporter cette sorte de découverte, ne se sont nullement doutés du rôle que joue l'hyperesthésie des muscles dans l'hystérie, car ils placent ces organes de la locomotion, au rang des parties qui sont le moins souvent atteintes de cette augmentation de la sensibilité.

L'hyperesthésie des muscles est au contraire tellement fréquente chez les hystériques, que sur quatre cents de ces femmes dont j'ai pris l'observation, il s'en est trouvé au plus une vingtaine qui n'avaient pas eu de douleurs musculaires au moment où je les ai observées.

Il est si facile de reconnaître l'hyperesthésie des muscles par les caractères suivants, qu'il est surprenant qu'on ne l'ait pas aperçue plus tôt.

1º La douleur qui constitue l'élément principal de cette hyperesthésie siége toujours dans les lieux occupés par la portion charnue des muscles.

2º Comme l'hyperesthésie intéresse le plus ordinairement les muscles superficiellement placés, la douleur se fait sentir immédiatement sous la peau.

3º Si l'on presse légèrement avec le bout d'un doigt le muscle hyperesthésié, et surtout si l'on agace ses fibres en les grattant très légèrement avec ce même doigt, et en ayant bien soin de ne pas agir sur les parties plus profondément situées, on fait naître de la douleur si elle n'était pas sentie auparavant, ou bien on l'exaspère si elle existait déjà.

4º La douleur ainsi produite est très vive; ou elle fait faire des contorsions à la malade, ou elle lui fait jeter des cris, quelquefois même elle provoque l'apparition d'une attaque hystérique. Les malades arrêtent presque toujours la main qui les presse.

On a la certitude que cette douleur ne vient pas des parties plus profondes, d'abord en raison des précautions prises pour n'agir que sur les parties superficielles, puis parce que la douleur est la même quand on presse le muscle à l'endroit de son passage sur un os inflexible, et enfin parce qu'elle est souvent plus forte à l'endroit des attaches du muscle que partout ailleurs.

5° Le mouvement et surtout la distension des fibres des muscles hyperesthésiés provoque ou exaspère cette douleur.

6° Le repos absolu et l'absence de mouvements la calment ou la font disparaître plus ou moins complétement.

7° Les courants électriques d'intensité moyenne, auxquels on fait traverser toute la longueur d'un muscle à l'état normal, y occasionnent une sensation qui est à peine pénible. Lorsqu'au contraire on leur fait traverser des muscles hyperesthésiés, ils provoquent une douleur très difficile à supporter, quelque faibles qu'ils soient, et s'ils sont forts, la douleur devient bientôt intolérable.

8° La thérapeutique possède maintenant, dans la faradysation, le moyen de faire cesser à l'instant même, dans la grande majorité des cas, les douleurs musculaires non inflammatoires, telles que les douleurs rhumatoïdes, celles de la colique de plomb, etc. Or, l'hyperesthésie hystérique des muscles se trouve précisément être l'une de celles qu'on fait disparaître le plus régulièrement et le plus facilement à l'instant même de la galvanisation.

Tels sont les caractères à l'aide desquels on constate que la douleur dont il est ici question, ne siége ni dans la peau ni dans les viscères sur lesquels les muscles sont placés, mais bien qu'elle réside dans les muscles eux-mêmes.

L'étude de ce siége a beaucoup d'importance, attendu que lorsqu'une douleur siége dans les muscles, le médecin est presque toujours maître de la faire assez promptement disparaître par des moyens qui auraient peu d'influence sur les douleurs ayant leur siége ailleurs. Il faut donc constater cette existence dans les divers points de la périphérie du tronc et des membres.

L'hyperesthésie, que j'appellerai la myosalgie hystérique, n'affecte pas indifféremment tous les muscles du corps ; elle se porte de préférence sur les muscles superficiels, en occupant ceux du tronc bien plus souvent que ceux des membres. Au tronc lui-même elle a ses lieux d'élection sur lesquels on la trouve avec une constance et une régularité telles, qu'on peut s'en servir pour en faire l'un des caractères de l'hystérie.

Je vais donc examiner successivement ces divers siéges.

DE LA CÉPHALALGIE.

Quand l'hyperesthésie occupe les muscles de la tête, elle constitue ce que l'on appelait la céphalalgie, à laquelle naturellement on n'attribuait aucun siége, et contre laquelle on n'avait que des remèdes très vagues.

Cette affection est si commune chez les hystériques que, sur 356 d'entre elles, j'en ai trouvé 300 qui l'avaient soit habituellement, soit très fréquemment. — Cette céphalalgie occupait :

1º Toute la périphérie de la tête, chez. . . . . . 16 malades,

2º La région frontale où elle siégait dans les muscles surciliers et dans la portion antérieure des muscles occipito-frontaux, chez. . . . . 72 —

3° Les régions temporales, où elle siégeait dans
les deux muscles temporaux, chez . . . . 40 malades.

Dans le temporal gauche, chez 12
Et dans le droit, chez. 6

4° La région frontale et les régions temporales
simultanément, chez 68   —

5° La région occipitale soit seule, soit en même
temps que les régions frontale ou temporale, au
niveau de la partie charnue des muscles, chez. . . 20   —

6° Et enfin le sommet de la tête, seulement chez 10   —

La céphalalgie hystérique siége donc chez les neuf dixièmes des
malades au moins, dans la partie charnue des muscles du crâne.

Elle est fréquemment pulsative, à cause des battements artériels
qui se faisant au milieu de parties endolories, provoquent de la
douleur; d'autres fois elle est lancinante; elle existe pendant le
repos, et même pendant le séjour au lit, ce qui la distingue de la
céphalalgie chlorotique, qui ne se fait guère sentir que pendant
les mouvements.

Le seul point intéressant qu'offre la céphalalgie hystérique est
son siége dans les muscles, circonstance qui fait qu'elle est plus
susceptible d'être influencée par la thérapeutique que les autres
douleurs dont le siége n'est pas aussi bien déterminé.

DE L'ÉPIGASTRALGIE.

L'hyperesthésie se voit dans les muscles qui se trouvent dans la
région épigastrique, où elle joue un rôle bien plus important
qu'on ne l'a pensé jusqu'à présent.

D'abord elle y est très fréquente, puisque sur 358 hystériques
qui ont pu donner des renseignements à ce sujet, 317 avaient

des douleurs qui siégeaient dans les muscles de la région épigastrique.

Parmi ces 317 femmes, 130 n'avaient de douleurs que dans les muscles de cette région, et ces douleurs ne s'accompagnaient d'aucun trouble notable dans les fonctions digestives. Les diverses phases de la digestion des aliments n'avaient aucune influence sur elles.

187, au contraire, avaient en même temps la douleur des muscles dont il vient d'être parlé, et les malaises de la gastralgie. Chez ces malades, on pouvait assez aisément faire disparaître la douleur causée par l'hyperesthésie des muscles, et ne laisser que les troubles de la gastralgie.

Ainsi les six septièmes des hystériques ont des douleurs des muscles de la région épigastrique.

Quelle peut être la raison de la constance d'une douleur dans des parties qui, au premier abord, semblent n'avoir aucune relation avec la nature morale de la maladie? L'étude des circonstances dans lesquelles naît l'épigastralgie va donner le mot de cette sorte d'énigme.

1º L'épigastralgie peut exister dès l'enfance chez des petites filles maltraitées par leurs parents ou nées avec une prédisposition héréditaire à l'hystérie, et alors elle s'associe à des troubles des organes digestifs et à la disposition aux migraines. Les enfants qui présentent cette association morbide peuvent être considérés comme forcément dévoués à devenir plus tard la proie de l'hystérie.

2º Chez d'autres malades, elle apparaît soit à l'époque de l'établissement des menstrues, soit plus tard, quand la menstruation se fait difficilement et péniblement. Elle paraît alors résulter des souffrances que cet état occasionne.

3º Chez un certain nombre de jeunes filles, l'épigastralgie apparaît au milieu des troubles divers que suscite la chlorose. Dans un tel état, la nutrition languit, l'hématose se fait mal, il existe un malaise général, et les perturbations du système nerveux se produisent avec la plus grande facilité.

4° Chez un petit nombre de femmes, l'épigastralgie apparaît avec les autres symptômes de la maladie, par le simple fait de l'évolution de ses divers phénomènes et sans l'addition de causes déterminantes spéciales.

Ces diverses circonstances donnent naissance à la moitié au plus des cas d'épigastralgie, l'autre moitié se produit sous l'influence des deux ordres de causes qui vont être étudiés.

5° Les attaques hystériques. Celles-ci sont ordinairement précédées et accompagnées par un sentiment de compression, de distension ou de déchirement à la région épigastrique. Cette sensation doit être bien pénible, car il est très commun de voir les malades, au plus fort de leurs convulsions, chercher à se frapper ou à s'arracher l'épigastre, ou bien indiquer, par leurs gestes et par la gêne de la respiration, qu'il existe une forte souffrance en cet endroit. Tout le monde sait d'ailleurs que, pendant les vingt-quatre heures qui suivent l'attaque, les malades éprouvent constamment une augmentation notable de leur douleur épigastrique. Or, pour peu que ces attaques se répètent, l'épigastralgie devient permanente et ne disparaît plus.

6° Les affections morales tristes. Ces affections agissent à peu près de la même manière que les attaques. On sait que ces émotions, quand elles sont fortes, ou même quand elles ne sont que vives, produisent à l'épigastre une constriction douloureuse; cette constriction peut, à la rigueur, se passer dans l'estomac, mais l'expérience constate qu'elle siége également dans les muscles de la région épigastrique. Aussi ne faut-il pas des chagrins bien longs pour faire naître l'épigastralgie.

En résumé, cette hyperesthésie se produit sous l'influence de deux ordres de causes physiologiques : 1° par l'influence directe des centres nerveux sur les muscles de la région épigastrique; 2° par la réaction de l'estomac souffrant sur ces mêmes muscles.

La douleur qui constitue l'épigastralgie siége dans la partie supérieure des deux muscles droits et des grands obliques de l'abdomen; elle sévit plus fortement sur ceux du côté gauche que sur ceux du côté droit; quelquefois elle s'étend jusqu'à la partie inférieure des muscles grands pectoraux, en remontant jusqu'à la moitié de la hauteur du sternum; inférieurement, elle descend rarement au-dessous du niveau de l'ombilic; elle se prolonge quelquefois à droite, tandis qu'elle s'étend habituellement à gauche, en suivant les cinquième, sixième et septième côtes gauches.

L'épigastralgie cause une douleur très vive, continuelle, qui s'exaspère surtout sous l'influence des affections morales, des attaques hystériques, de la marche et de la pression; elle gêne souvent les mouvements de la respiration, et quand elle s'étend au diaphragme, les malades n'ayant plus que la respiration costale, toute ampliation de la poitrine dans le sens vertical est rendue impossible. La toux réveille la douleur, les vêtements qui serrent la taille, les simples cordons qui l'entourent ne peuvent être supportés.

L'attitude des malades est plus ou moins gênée; quand la douleur est vive, elle les force à se tenir courbés en avant, sans pouvoir se redresser. Enfin, ce qui prouve bien la nature toute supercielle de cette hyperesthésie, c'est qu'elle n'est nullement influencée par les phases diverses que subit la digestion.

L'anesthésie ou l'hyperesthésie de la peau de l'épigastre peuvent accompagner cet état de souffrance.

On constate facilement que la douleur siége dans les muscles, parce qu'il suffit de presser avec le bout du doigt la portion du muscle à l'endroit où le malade perçoit la douleur, pour provoquer son exaspération. On est bien certain que cette pression n'agit pas sur les viscères placés sous les muscles, car la douleur se produit également, quand on presse leurs attaches aux cinquième, sixième et septième côtes et à leurs cartilages, où il est impossible qu'elle agisse sur les parties plus profondément placées.

Chez les femmes en qui l'hystérie ne débute pas brusquement par une attaque, l'épigastralgie est très souvent le premier trouble qui apparaisse.

Elle se développe fréquemment dès l'enfance, elle se montre surtout 1º après les attaques hystériques, dans lesquelles l'une des plus grandes souffrances est le malaise épigastrique, et qui provoquent des contractions vives des muscles de la région épigastrique; 2º les passions tristes, dont l'effet, comme on le sait, est de provoquer une sensation si pénible à l'épigastre.

L'ignorance dans laquelle on s'est trouvé jusqu'à présent sur le siége de l'épigastralgie, a fait commettre l'une des erreurs les plus capitales qui aient existé dans la médecine. Ne sachant pas que ces douleurs dites d'estomac pouvaient siéger dans les muscles, on les a placées tantôt dans le plexus solaire, tantôt dans l'estomac, et on a fait de cette hyperesthésie, selon les goûts et selon les temps, une névrose, une gastrite ou une gastralgie, et on a prescrit aux malades les divers traitements que comportait chacune de ces affections.

Si l'on songe qu'un peu moins de la moitié des personnes qui ont des douleurs à l'épigastre n'a de douleurs que dans les muscles, on s'affligera en pensant que près de la moitié des sujets dits gastralgiques, a subi de longs traitements pour une maladie qu'elle n'avait pas. Si, de plus, on veut bien remarquer que, chez les malades atteintes simultanément d'épigastralgie et de troubles dans les fonctions digestives, la première a une existence indépendante des seconds, et qu'elle peut assez facilement être enlevée par des moyens qui s'adressent à elle, on gémira de voir que, pendant si longtemps, on ait opiniâtrement et infructueusement adressé à l'estomac, un traitement qui eût pu être efficacement dirigé contre les muscles. Je ne prétends pas que l'estomac lui-même ne puisse être le siége de vives douleurs, telles que la sensation de brûlure du pyrosis, celle d'un déchirement analogue à celui que produiraient les griffes d'un animal, celle qu'amène la distension de l'estomac par des gaz, celles que provoque la digestion des aliments dans la dyspepsie. Mais ces douleurs sont intermittentes, passagères, faciles à reconnaître et ne ressemblant nullement aux douleurs des muscles de l'épigastre, qui sont continues et constantes.

Personne n'a, jusqu'à présent, fait cette distinction, Trnuka, Schmitdmann, Comparetti, Barras, qui ont fait des traités de la gastralgie, n'ont pas même songé à la possibilité de l'existence des douleurs dans les muscles, ils rapportent à l'estomac toutes les douleurs de l'épigastre, et comme, sur 358 cas d'hystérie, il ne s'en est trouvé dans mes observations que 10 chez lesquels la gastralgie existait sans épigastralgie, on peut juger combien de milliers d'erreurs ont été commises et combien de fois l'estomac a été rendu passible des maux qu'il n'avait pas causés.

L'épigastralgie hystérique peut durer tout le temps que dure l'hystérie, et persister jusque dans un âge très avancé ; mais, durant cette longue période, elle s'accroît ou s'affaiblit selon que l'état hystérique, duquel elle est une dépendance, augmente ou diminue lui-même.

Quand l'épigastralgie a de l'intensité, la douleur constante, qui en fait le caractère, finit par fatiguer les malades, par leur inspirer de la répugnance pour le mouvement qui rend ces douleurs insupportables; elle les met hors d'état de se livrer aux moindres occupations. Cette permanence de la douleur détruit l'appétit, entrave la digestion, et finit par porter une atteinte profonde à la nutrition. Sous ces influences nuisibles, les malades se découragent, tombent dans la mélancolie, maigrissent notablement, et présentent toutes les apparences d'un état de dépérissement général et d'une vieillesse anticipée.

Heureusement, pour faire contraste à ce pénible tableau, que rien n'est si facile que d'enlever ces épigastralgies quand on emploie les moyens appropriés, et de rendre en quelque sorte à la vie ces malheureuses femmes qui semblent près de s'éteindre d'épuisement.

DE LA RACHIALGIE.

Quand l'hyperesthésie siége dans le dos, elle porte le nom de rachialgie. Elle y affecte les muscles trapèze, long dorsal, et la masse commune ou sacro-lombaire et au long dorsal, qui remplit les deux gouttières vertébrales.

Cette hyperesthésie se voit si communément, qu'elle est depuis longtemps connue des médecins. Sydenham avait dit : « De tous » les symptômes de l'hystérie, il n'en est point de si fréquent » qu'une certaine douleur au dos, laquelle ne manque jamais de » se faire sentir même dans les plus légères atteintes de la pas- » sion hystérique. Cette douleur a cela de particulier qu'après » qu'elle est passée, elle laisse les parties tendres et sensibles » comme si elles avaient été rouées à coups de bâton, en sorte » qu'on n'y saurait toucher, et cette sensibilité ne cesse que peu » à peu. »

M. Andral avait également signalé dès 1842, dans ses *Leçons de pathologie générale,* l'existence de ces douleurs qui siégeaient le long du rachis, et qu'on exaspérait en pressant les apophyses épineuses des vertèbres.

La rachialgie est, en effet, tellement commune chez les hystériques, qu'on pourrait presque dire qu'elle existe chez toutes ces malades. Sur les malades que j'ai observées, son existence a été constatée 306 fois, et son absence 5 fois seulement. On peut donc avancer qu'il est très rare qu'une hystérique n'éprouve pas des douleurs dans le dos.

La douleur siége le long des apophyses épineuses des vertèbres et dans les muscles puissants qui, de chaque côté du rachis, remplissent les gouttières vertébrales.

Sur les 306 femmes sur lesquelles elles ont été notées, elles siégeaient :

1º Deux fois seulement au niveau des dernières vertèbres cervicales.

2º Onze fois au niveau des dernières cervicales et des quatre premières dorsales, en même temps.

3º Cent quarante fois au niveau des six à huit premières vertèbres dorsales.

4º Quarante fois au niveau des cinq dernières vertèbres dorsales, et des premières vertèbres lombaires.

5º Dix fois au niveau du tiers moyen de la portion dorsale du rachis.

6º Quatre fois dans toute la longueur du rachis.

Il résulte de là que la rachialgie, chez les hystériques, siége cinq fois et demie plus souvent dans la moitié supérieure du rachis que dans sa moitié inférieure.

Sur les 174 femmes chez lesquelles le côté où siégeait la douleur du dos a été noté :

Chez 57, la douleur siégeait dans les deux gouttières vertébrales.

Chez 117, elle n'existait que dans l'une de ces gouttières, 97 fois à gauche et 20 fois à droite.

Il est évident, d'après cela, que la rachialgie est 5 fois plus commune à gauche du rachis qu'à sa droite.

Elle occupait, en général, une hauteur moyenne de quatre à six vertèbres.

La rachialgie n'apparaît ordinairement qu'après l'épigastralgie, mais son apparition se fait de telle manière qu'il est souvent difficile d'apprécier sous quelles influences elle a lieu. Les seules que j'aie pu distinguer, sont les attaques hystériques, les passions tristes et les souffrances prolongées de l'un des viscères splanchniques, principalement de l'estomac et des organes génitaux.

Quand elle apparaît après une attaque de convulsions hystériques, elle paraît résulter des mouvements violents qui ont agité les muscles de la gouttière vertébrale pendant la convulsion; quant aux passions tristes, tout le monde sait que le propre de ces passions est de provoquer des douleurs dans le dos par le fait d'une réaction sur les portions supérieures de la moelle rachidienne. Enfin, il est reconnu que les souffrances des viscères ont le même résultat.

La douleur a plusieurs degrés; dans le plus léger, les malades ne se doutent pas de l'existence de leur douleur, elles perçoivent au plus un peu de malaise quand elles se fatiguent, ou quand elles prennent une mauvaise position. Pour la faire apparaître, il faut presser avec un peu de force les apophyses épineuses des vertèbres, et la portion correspondante des muscles de la gouttière vertébrale, alors la malade se plaint et fléchit le tronc en avant comme pour fuir la souffrance. C'est à cause de cette manière d'être que la rachialgie a souvent été méconnue, presque toujours c'est le médecin qui révèle à la malade l'existence d'une douleur qu'elle ignorait.

A un degré plus élevé la douleur est perçue constamment, elle gêne les mouvements, les malades prennent toutes sortes d'attitudes pour en être soulagées. Les émotions morales, la marche, la fatigue, les attaques hystériques l'exaspèrent notablement. Elle finit par provoquer un état continuel de souffrance qui réagit sur les organes digestifs, fait perdre l'appétit, trouble la digestion et entrave notablement la nutrition. Son influence s'étend également sur l'utérus et sur ses annexes, les menstrues se dérangent, il paraît des écoulements leucorrhéiques, et l'on voit surgir cet état de fièvre hectique qu'on a appelé le *tabes dorsalis.*

Il se développe assez souvent, à l'occasion de cette hyperesthésie, des phénomènes sympathiques fort remarquables. Si l'on presse fortement les apophyses épineuses et les muscles de la partie correspondante de la gouttière vertébrale, on provoque à l'instant même de l'oppression et de la constriction à l'épigastre. J'ai vu plusieurs fois cette action reflexe se produire plus complétement. Ainsi, chez une même malade, la pression de la portion cervicale du rachis provoquait la strangulation à la gorge et la constriction de la glotte. Celle du haut de la portion dorsale provoquait un resserrement de la poitrine, de la dyspnée, et quelquefois des palpitations. Enfin, la pression de la partie inférieure de la région dorsale déterminait l'apparition d'un resserrement à l'épigastre assez semblable à celui qui sert de prélude aux attaques hystériques.

La rachialgie a peu de mobilité; quand elle est intense, elle est permanente, très fixe, et elle constitue l'un des symptômes les plus difficiles à dissiper. On amène assez aisément un peu de soulagement, mais, à la moindre cause, la douleur reparaît.

Il est évident que la rachialgie ne siége ni dans le prolongement rachidien, ni dans l'étui osseux qui l'enveloppe, mais bien dans les muscles des gouttières vertébrales.

Le diagnostic de cette hyperesthésie est facile; il suffit de presser un peu sur les lieux où la douleur siége de préférence, pour le faire apparaître : en outre, cette douleur s'accompagne ordinairement d'autres hyperesthésies, et, en particulier, de celle de l'estomac, ainsi que d'autres symptômes de l'hystérie.

Malgré cette facilité d'établir un diagnostic, les phénomènes de la rachialgie ont été jusqu'à présent tellement ignorés, qu'ils ont très fréquemment donné lieu aux erreurs les plus graves.

Il n'est pas douteux qu'on ait souvent pris les douleurs de la rachialgie pour des signes préliminaires de la tuberculisation des poumons; on ne saurait croire à quel point est grand le nombre des hystériques rachialgiques qui se croient menacées de la phthisie pulmonaire parce qu'elles ont une douleur constante entre les deux épaules.

Il est également certain que ce que les auteurs ont décrit sous le nom de *tabes dorsalis* n'a fréquemment été qu'une rachialgie avec réaction sur les viscères, et atteinte profonde à la nutrition.

Mais l'une des erreurs les plus graves et les plus sérieuses dans ses conséquences, est la triste confusion qu'on a souvent faite de la rachialgie avec une maladie de la moelle épinière. « J'ai vu,
» dit sir Brodie, je ne dirai pas quelques-unes, mais un nombre
» considérable de jeunes femmes condamnées à passer plusieurs
» années à garder la position horizontale, ou à être tourmentées
» par des sétons, des moxas, des cautères, que l'air, l'exercice
» et des distractions agréables auraient souvent pu guérir en
» quelques mois. »

J'ai vu plus souvent encore que sir Brodie, l'erreur dont il parle, elle est même si commune, que, quand il s'y joint un peu d'affaiblissement des membres inférieurs, il est à peu près certain qu'on trouvera le dos labouré par de nombreuses cicatrices de moxas ou de cautères; j'ai même vu quelques-unes de ces hystériques avoir le long des deux côtés du rachis une série de larges cicatrices qui commençaient au col et ne finissaient qu'au niveau du sacrum; et ces malades se plaignaient que les exutoires, loin de les soulager, les avaient fait beaucoup souffrir; ces malheureuses étaient arrivées à l'état cachectique le plus avancé par le fait de la suppuration, de la douleur et de l'immobilité, qui, disaient-elles, avaient graduellement et constamment augmenté leur maladie.

DE LA PLEURALGIE.

Quand l'hyperesthésie siége aux côtés du thorax, elle constitue la pleuralgie (de πλευρα, côté). Les douleurs des côtés du thorax sont tellement évidentes, qu'elles ont frappé presque tous les observateurs; mais le premier travail qui ait été publié sur cette matière, l'a été par MM. Nicod en 1818; après lui, MM. Bassereau et Valleix se sont occupés du même sujet; mais aucun de ces trois auteurs n'a songé à placer cette douleur dans les muscles, ils l'ont tous les trois, regardée comme une névralgie.

La pleuralgie est très commune chez les hystériques, puisque sur 300 de ces malades, sur lesquelles elle a été cherchée, elle existait chez 223, c'est-à-dire sur les quatre cinquièmes. Aussi peut-on la considérer avec les deux hyperesthésies qui précèdent, comme l'un des caractères de la maladie.

Son siége a quelque chose de fixe, qui n'avait pas échappé à l'attention des observateurs. Elle s'étend ordinairement en manière de demi-ceinture, qui correspond aux cinquième, sixième, septième, et quelquefois huitième côtes, dans une étendue, en hauteur, de quatre à cinq travers de doigt; tantôt elle suit la direction oblique des côtes, tantôt elle est encore plus oblique qu'elles, tantôt, enfin, elle est horizontale.

En arrière, elle fait suite à la rachialgie, de la partie inférieure, de laquelle elle naît dans la majorité des cas; dans ceux au contraire où la rachialgie occupe les lombes ou le sacrum, la pleuralgie naît de la partie supérieure du lieu occupé par cette douleur.

En avant, elle vient remonter obliquement vers l'épigastre se confondre avec la douleur de cette région.

Le côté de prédilection de cette hyperesthésie est encore le côté gauche; M. Nicod dit que 15 fois sur 16, la douleur intercostale siégeait au côté gauche. Sur 29 cas, M. Bassereau l'a vue siéger 6 fois à droite et 23 à gauche. M. Valleix, sur 20 cas qu'il avait recueillis, l'avait observée 6 fois à droite et 13 fois à gauche.

Sur 261 hystériques qui n'avaient cette douleur que d'un côté, je l'ai observée 183 fois à gauche et 16 fois à droite.

La pleuralgie est donc 6 à 7 fois plus fréquente à gauche qu'à droite, fait qui est en harmonie avec ce qui s'est vu dans les hyperesthésies précédentes.

Enfin, M. Bassereau l'avait vue 19 fois siéger simultanément des deux côtés, Valleix ne l'avait vue que 5 fois, et je ne l'ai observée que 19 fois ayant ce double siége. En définitive, la pleuralgie double est rare.

Cette hyperesthésie apparaît ordinairement après les hyperesthésies qui précèdent dont elle ne semble être que l'extension; mais on ne peut saisir sous l'influence de quelles circonstances elle se produit; souvent on la voit survenir après une attaque; Le plus ordinairement, les patientes elles-mêmes ne savent à quoi la rapporter.

M. Bassereau, qui suppose que cette affection est une névralgie intercostale, l'a attribuée à la réaction de l'utérus souffrant, et il a appuyé son opinion sur ce que les 24 femmes qui en étaient atteintes avaient, dit-il, des maladies de l'utérus, telles que des flueurs blanches, aménorrhées, douleurs aux régions ovariennes. Or, ces troubles ne prouvent pas l'existence d'une maladie d'utérus. D'ailleurs, ce prétendu rapport est positivement nié par Valleix.

Quant à moi, je n'ai pas plus que ce dernier auteur, constaté de rapport entre la rachialgie et les troubles utérins. L'utérus ne jouit, à cet égard, d'aucun privilége sur les autres organes.

Quand elle est légère, les malades ne s'aperçoivent de son existence que dans certains mouvements, ou lorsqu'on presse avec les doigts les parties où elle siége. Quand elle est plus intense, elle est continuelle, très vive, ne changeant pas facilement de lieu, augmentée par les émotions, par le mouvement et par la fatigue. La pression l'augmente à la manière de toute partie douloureuse que l'on toucherait, et non en provoquant des élancements ni des irradiations de douleur le long du trajet d'un nerf. Elle est partout la même dans toute l'étendue de l'espace qu'elle occupe entre les muscles des gouttières vertébrales et la région épigastrique, que la pression s'exerce sur les muscles intercostaux ou sur les côtes elles-mêmes.

La pleuralgie peut gêner la respiration, la toux et même la marche, comme le ferait une pleurodynie. Elle peut s'accompagner tantôt de l'hyperesthésie, quelquefois de l'anesthésie de la portion de peau qui lui correspond.

D'après cet ensemble de symptômes, il n'est pas douteux que cette hyperesthésie ne siége dans les muscles intercostaux des quatrième, cinquième, sixième et septième espaces intercostaux, dans les muscles grand dorsal et grand dentelé, ainsi que dans une portion du rhomboïde.

La pleuralgie hystérique, peut n'être confondue qu'avec la pleurodynie soit accidentelle, soit rhumatismale, et qu'avec les douleurs de la pleurésie locale ; il suffit d'être averti de son existence, et d'observer qu'elle s'accompagne presque toujours de l'épigastralgie et de la rachialgie pour être éclairé sur sa nature.

Mais il est une autre affection avec laquelle la confusion paraît plus facile, c'est la névralgie intercostale. Il est certain que cette méprise a dû être commise par les auteurs mêmes qui ont traité de la névralgie intercostale ; il n'est pas douteux pour moi qu'ils n'aient, dans leurs observations, compris sous le nom de névralgies intercostales, plus de pleuralgies hystériques que de véritables névralgies intercostales.

En effet, d'après eux-mêmes, ce qu'ils appellent la névralgie intercostale est très commune chez les femmes et surtout chez les hystériques, qui, par parenthèse, ont rarement de véritables névralgies. Elle est très rare chez les hommes. Enfin elle est beaucoup plus fréquente à gauche qu'à droite, circonstances caractéristiques de l'hystérie.

La pleuralgie hystérique a donc fourni, ainsi que les hyperesthésies qui précèdent, son contingent d'erreurs à la pathologie ; ces erreurs ont de l'importance, car on ne traite pas une myodinie comme on traite une névralgie.

Les analogies que la pleuralgie semble avoir avec la névralgie intercostale, ont été la cause de cette erreur. On a pris la rachialgie pour le point vertébral de cette névralgie, l'épigastralgie pour son point abdominal, et la pleuralgie pour son point latéral ; et l'on a supposé que ces trois hyperesthésies dépendaient de la lésion du même nerf intercostal, l'hyperesthésie vertébrale dépendant des branches spinales, l'abdominale, des divisions terminales et la latérale, du tronc du nerf intercostal lui-même.

Il est très aisé d'établir la différence qui existe entre ces deux affections.

1º Les hyperesthésies hystériques ne suivent nullement la direction des nerfs et de leurs branches. La douleur rachialgique, au lieu d'être au niveau de la douleur pleuralgique, siége presque toujours à quatre ou cinq vertèbres au-dessus, et, dans le cinquième des cas, elle se trouve beaucoup au-dessous. Quel que soit le siége de la rachialgie, la douleur latérale a imperturbablement pour siége, les 5me, 6me et 7me espaces intercostaux. L'épigastralgie qui répondrait au point antérieur si elle était le produit d'une névralgie, dépendrait de branches nerveuses situées bien au-dessus de celles au niveau desquelles siége la pleuralgie; et comme elle n'est pas habituellement unilatérale, elle devrait correspondre à des douleurs intercostales existant simultanément à droite et à gauche.

2o La douleur de l'hyperesthésie des muscles ne ressemble nullement à celle de la névralgie, elle n'offre pas les points douloureux d'élection signalés par Valleix; dans l'hyperesthésie des muscles, tous les points pressés avec le doigt sont douloureux, la douleur se borne au point pressé, et ne s'étend point par irradiation le long des trajets nerveux.

3o La névralgie part, soit du point d'origine, soit du point de terminaison, et s'étend bientôt à toutes les divisions du nerf malade. La pleuralgie hystérique débute autrement; elle commence à paraître à l'épigastre sous l'influence de causes spéciales, puis, plusieurs mois ou plusieurs années après, se développe l'hyperesthésie du rachis sous l'influence de causes autres que celles de l'épigastralgie, enfin, la douleur du côté ne naît que longtemps après les deux autres.

La pleuralgie a une marche semblable à celle des autres hyperesthésies; elle n'est ordinairement qu'une gêne plus ou moins grande qui peut persister pendant un long temps, mais qui finit toujours par se dissiper. Jamais, quelle que soit son intensité, elle ne provoque de phlegmasie des organes contenus dans le thorax; on voit de ces douleurs durer des années, faire beaucoup souffrir les malades, et néanmoins laisser complétement intactes pendant tout ce temps, les parties profondes de la poitrine.

DE LA CŒLIALGIE.

Quand l'hyperesthésie siége aux parois de l'abdomen, elle constitue la cœlialgie (de κοιλια, ventre).On sait depuis longtemps que les hystériques sont sujettes à des douleurs de l'abdomen, mais on ne s'est jamais beaucoup occupé de la question de savoir où était le siége de ces douleurs; regardées comme nerveuses, elles étaient censées résulter des lésions du grand sympathique et par conséquent provenir des parties profondes; on était fort loin de penser qu'elles pussent résider dans les muscles.

L'hyperesthésie des muscles des parois abdominales est cependant très fréquente; sur mes 400 hystériques, il s'en est trouvé 196 chez lesquelles elle avait existé. Par conséquent, on peut penser que la moitié des hystériques éprouve de la cœlialgie. Elle occupait simultanément les deux côtés de la paroi antérieure chez 42 femmes, tandis que, chez 110, elle n'existait que sur l'un des côtés, 76 fois à gauche et 34 fois à droite. Là, comme dans toutes les autres hyperesthésies, le côté gauche est le côté de prédilection pour les douleurs.

En précisant davantage le siége, il s'est trouvé que l'hyperesthésie a occupé :

1º La totalité de la paroi antérieure de l'abdomen chez   6 et, dans tous ces cas, elle était accompagnée de dermatalgie.

2º Les deux tiers supérieurs de l'abdomen, en n'y comprenant pas la région épigastrique, chez 65

3º La moitié inférieure de l'abdomen, chez. 19

4º Les flancs et les régions iliaques, chez. . . . . 78 27 fois à gauche, 16 fois à droite, et 19 fois les deux côtés.

5º La région sus-pubienne, à l'endroit où se trouvent les muscles pyramidaux et les attaches inférieures des muscles droits, chez 96

6º La partie supérieure des régions fessières droites et
gauches, chez 51

7º Enfin les régions lombaires simultanément, chez. . . 17

Ainsi, les lieux qu'affecte de préférence l'hyperesthésie sont, par
ordre de fréquence, la région hypogastrique, puis les deux régions
hypochondriaques, puis la région sus-pubienne, et enfin les
régions fessières. Les douleurs intéressaient les muscles droits,
les obliques et transverses, les pyramidaux, la partie supérieure
des grands fessiers, les carrés des lombes et la partie inférieure
de la masse commune au sacro-lombaire et au long dorsal.

La cœlialgie vient à la suite de circonstances qui diffèrent selon
le siége de la douleur.

Ainsi, celle des muscles droits, obliques, transverses et pyramidaux se produit presque constamment sous l'influence de l'exercice forcé de ces muscles par la marche ou par les attaques de
convulsions hystériques. Celle des flancs et des régions iliaques
survient assez ordinairement à la suite des troubles aigus de la
menstruation, tels que la suppression brusque des menstrues, la
dysménorrhée; et enfin l'hyperesthésie des régions lombaires et
sus-fessières se lie presque constamment aux maladies lentes, et
principalement aux phlegmasies de l'utérus et de ses annexes.

La douleur occupe ordinairement une portion plus ou moins
étendue du muscle; elle est continuelle, en raison de la part que
prennent ces organes, soit dans la marche, soit dans la station,
soit même dans la position assise. Aussi est-elle notablement
diminuée par la position horizontale, et fortement augmentée par
le mouvement et par la pression la plus légère. C'est d'elle que
se plaignent la plupart des femmes quand elles disent qu'elles ont
mal aux reins.

Dans deux des cas où elle était étendue à tous les muscles de
l'abdomen, elle avait rendu tout mouvement tellement douloureux, que les malades avaient été forcées de garder le lit.

En général, cette hyperesthésie gêne la marche, la station debout, la défécation et même la miction ; elle entrave peu les mouvements respiratoires. Quand la douleur intéresse le diaphragme, elle occasionne une très grande gêne de la respiration ; la dilatation de la poitrine ne pouvant se faire pas plus dans le sens transversal que dans le sens vertical, il en résulte que la toux ne peut s'opérer, et que le besoin de tousser non satisfait, provoque une sorte de suffocation ; la parole est brève et comme entrecoupée.

La douleur de la cœlialgie diffère de celle de la péritonite et des véritables coliques, par son siége superficiel.

Le peu de notions qu'on avait sur les hyperesthésies des muscles abdominaux chez les hystériques, a donné lieu à une méprise dont les conséquences, sans être immédiatement importantes pour les malades, n'en ont pas moins eu une certaine importance pour la théorie.

Plusieurs médecins, parmi lesquels il faut mettre en première ligne des hommes dont le nom fait, à juste titre, autorité dans la science, MM. les professeurs Piorry, Schutzemberger et Négrier, qui regardent les ovaires comme le point de départ le plus ordinaire de l'hystérie, ayant plusieurs fois observé que les côtés de la région hypogastrique étaient, chez les hystériques, douloureux à la pression, en conclurent que la douleur ainsi produite venait des ovaires atteints de phlegmasie, et firent de cette prétendue sensibilité de l'ovaire, l'argument principal de leur théorie. Je n'ai pas la prétention de soutenir que l'ovaire n'est jamais douloureux chez les hystériques qui ont une phlegmasie de ces organes ; mais j'ai la certitude qu'on a très fréquemment pris l'hyperesthésie de la partie inférieure des muscles de l'abdomen pour celle des parties plus profondément placées ; c'est même cette méprise qui a fait avancer que l'ovarite était beaucoup plus fréquente à gauche qu'à droite, préférence qu'on n'observe pas dans les cas où il existe une véritable ovarite avec tuméfaction.

La méprise dont je parle est facile à constater. Dans ces cas, la pression la plus légère exercée avec le bout du doigt et le simple grattement, qui n'agissent que sur le muscle et non sur les ovaires, suffisent pour provoquer la douleur, et si, à l'aide des moyens dont il va être question, on enlève cette douleur du muscle, on peut, comme je l'ai fait maintes fois, palper et presser les régions ovariennes aussi fortement qu'on le voudra, sans provoquer la moindre sensibilité anormale. Aussi, maintenant, quand on voudra constater que l'ovaire est douloureux à la pression, il faudra préalablement éliminer la myosalgie du problème, ce que n'ont pas fait les auteurs distingués desquels je viens de parler.

L'hyperesthésie des parois de l'abdomen est encore moins que les hyperesthésies précédentes une névralgie des nerfs intercostaux et des nerfs lombaires. En effet, cette hyperesthésie existe chez la moitié des hystériques ; or on vient de voir que la douleur vertébrale existait, chez plus de la moitié des malades au niveau des six premières vertèbres dorsales, dont les nerfs qui en émanent ne donnent point aux muscles de l'abdomen. Les huitième, neuvième, dixième et onzième paires de nerfs intercostaux sont celles qui fournissent à ces muscles, et surtout aux muscles droits qui sont si souvent pris ; or le quart seulement des hystériques a la rachialgie au niveau des six dernières vertèbres dorsales ; et parmi les malades de ce dernier quart, la moitié au plus avait de la cœlialgie.

La marche de cette hyperesthésie est, ainsi que sa durée, fort variable. La douleur tourmente beaucoup les malades, qui croient voir en elle la preuve de l'existence d'une maladie de la matrice ou des viscères abdominaux. En outre, les conditions de fatigue ou de repos auxquelles sont livrées les malades, l'état des organes génitaux, ont la plus grande influence sur son issue.

DE LA THORACALGIE.

Quand l'hyperesthésie siége à la surface des parois du thorax, elle prend le nom de thoracalgie.

Quoique la rachialgie se voie le plus souvent au niveau des six premières vertèbres dorsales, et que les nerfs qui émergent les trous de ces vertèbres fournissent les filets des muscles du thorax, ceux-ci sont rarement atteints d'hyperesthésie.

Chez mes 400 hystériques, je n'en ai noté que 27 comme ayant des douleurs dans les muscles de la partie antérieure de la poitrine. La douleur siégeait uniquement à gauche chez 12 malades, et à droite chez 2 seulement, fait qui rentre encore dans la loi générale de la prédilection des douleurs hystériques pour le côté gauche.

Chez les 13 autres malades la douleur occupait toute la partie antérieure.

Cette hyperesthésie apparaît ordinairement l'une des dernières. Je n'ai pu, jusqu'à présent, déterminer de quel genre d'influences elle dépend.

Sa rareté me paraît tenir à ce que les muscles pectoraux, dans lesquels elle siége, servent beaucoup moins que d'autres muscles à l'expression des passions tristes.

La thoracalgie porte rarement un grand trouble dans la respiration; elle a en général peu de persistance. Cependant elle tourmente beaucoup les malades qui croient avoir une maladie à la poitrine ou au cœur.

Le diagnostic en est facile; elle ne siége point aux lieux d'élection de la pleurodynie; la douleur qui la caractérise est beaucoup plus vive que celle de la pleurodynie, et elle est provoquée par une pression infiniment légère qui ne suffirait pas pour réveiller la douleur pleurétique ; enfin, elle n'apporte pas une grande gêne à la respiration.

Cette hyperesthésie n'est pas le résultat d'une névralgie inter-costale, puisque sur 150 hystériques ayant leur rachialgie au niveau des six premières vertèbres dorsales, il ne s'en est trouvé que 27 qui eussent de la douleur dans les muscles de la partie antérieure de la poitrine.

DE LA MÈLYALGIE.

Quand l'hyperesthésie siége aux membres, elle y atteint les muscles superficiels et peut-être les muscles profonds; elle porte le nom de mèlyalgie, de μηλοσ, membres.

Les auteurs parlent d'une manière très vague des douleurs des muscles des membres chez les hystériques : Sydenham dit qu'on voit de ces malades avoir des douleurs dans les cuisses et dans les jambes, Brodie en a cité quelques exemples, et entre autres celui de cette dame hystérique dont l'histoire a été donnée par Mayo, qui, pour une douleur hystérique de la cuisse, subit deux amputations successives à la cuisse, et, en dernier lieu, la désar-ticulation de la tête du fémur. Mais aucun de ces auteurs ne rap-porte précisément ces douleurs aux muscles.

Sur mes 400 hystériques, j'ai trouvé que la mèlyalgie occupait les membres chez 58 seulement. Par conséquent, c'est une hyper-esthésie peu commune. Elle se répartissait de la manière sui-vante. Elle occupait :

1º Les membres supérieurs et inférieurs simultanément chez. 13

Chez 5 d'entr'elles, la douleur occupait les membres gauches, et chez 4 les membres droits.

2º Les membres supérieurs seulement, chez 21

Des deux côtés chez 21, du côté gauche chez 9, et du côté droit chez 5. La douleur occupait toute le membre supérieur chez 6, l'épaule et ses environs chez 4, le bras chez 4, l'avant-bras chez 2, et les mains chez 6.

3º Les membres inférieurs seulement, chez. 24

Chez 17 malades, la douleur occupait les deux membres; chez 5, elle occupait le gauche, et chez 2 elle occupait le droit. La douleur s'étendait à toute la longueur du membre chez 17; elle était bornée aux cuisses chez 4, aux jambes chez 2, et aux pieds chez 1.

La douleur de la mèlyalgie offre d'assez nombreuses variétés.

Dans le degré le plus léger, ce n'est qu'un engourdissement, un léger picotement et une sorte d'inquiétude, ressentis dans toute la longueur du membre. A un degré plus fort, des élancements continuels, une chaleur vive, ou un froid désagréable, et des crampes se joignent à cet engourdissement. Enfin, au degré le plus élevé, la mèlyalgie s'accompagne de la contracture des muscles du membre hyperesthésié, et la douleur est une combinaison d'engourdissements, de fourmillements, d'élancements et de crampes, Elle empêche le sommeil et rend tout repos impossible. Les malades, forcés de garder le lit sans pouvoir exécuter de mouvement, voient bientôt leur peau rougir et s'ulcérer, de là des accidents graves. La fièvre s'allume, la nutrition s'altère. Mais, malgré cet état alarmant, les accidents finissent toujours par se dissiper après un temps plus ou moins long, soit spontanément, soit sous l'influence des médications qu'on a employées.

La mèlyalgie peut se combiner soit avec l'hyperesthésie de la peau du membre douloureux.

Elle se développe sous l'influence de causes très diverses. On la voit succéder à de la fatigue, à un exercice forcé, à un refroidissement; celle des membres inférieurs paraît assez souvent à la suite des dérangements dans la menstruation. Quelquefois on ne peut saisir aucune cause appréciable.

Cette hyperesthésie réside dans les muscles et ne peut être rapportée à une névralgie provenant des nerfs rachidiens, attendu que, dans les deux tiers des cas, le lieu où siégeait la rachialgie ne correspondait pas aux origines des nerfs qui se distribuent aux muscles hyperesthésiés.

Le diagnostic de cette hyperesthésie est assez simple, quoiqu'il ait été le sujet de beaucoup d'erreurs. Il ne peut y avoir de confusion qu'avec les douleurs qui résultent des altérations des centres nerveux. Mais comme ces dernières ne sont point augmentées par la simple pression, la distinction est facile.

DIAGNOSTIC.

Dans les divers siéges qu'elle occupe, la myosalgie hystérique a besoin d'être distinguée de la myosalgie rhumatismale ; mais la distinction est difficile, attendu que, dans l'une et dans l'autre, la douleur siége dans les muscles, et y est augmentée par la pression, par les mouvements musculaires et par les émotions.

Les seuls signes distinctifs se tirent de la nature de la douleur des muscles hyperesthésiés et des circonstances concomitantes. J'insisterai sur ces signes, parce qu'on rencontre très fréquemment dans la pratique l'occasion de les appliquer.

La douleur de l'hyperesthésie hystérique a, en général, une très grande intensité, il suffit du contact le plus léger pour provoquer la plus vive sensation pénible et pour déterminer les signes extérieurs de la souffrance, les plus prononcés.

Une hystérique le reconnaît de suite, rien qu'à l'effet produit sur elle par la simple pression dans des points hyperesthésiés.

La douleur rhumatismale est beaucoup moins augmentée par

la pression et celle-ci a besoin d'avoir quelque force pour provoquer son apparition.

La douleur hystérique se manifeste chez des femmes qui présentent déjà les accidents de cette maladie, et surtout elle coïncide presque toujours avec d'autres myosalgies hystériques. Les émotions ont sur elle la plus grande et la principale influence.

La douleur rhumatismale, a lieu ordinairement chez des femmes qui ont déjà été atteintes de rhumatisme musculaire. Et cette circonstance est si capitale, que, dès qu'on a pu constater cette existence, on peut sans hésiter faire le traitement du rhumatisme ; les émotions l'exaspèrent moins que la précédente. La difficulté serait plus grande si la malade était en même temps hystérique et rhumatisante ; mais, dans ce cas, l'inefficacité des moyens qui réussissent ordinairement dans la myosalgie hystérique, serait un motif suffisant pour diagnostiquer la nature rhumatismale de la douleur.

Tels sont les points pour lesquels il était indispensable d'établir des moyens de diagnostic.

Il reste encore deux points importants à élucider.

Le premier consiste à savoir si la myosalgie hystérique résulte d'un état inflammatoire des muscles, ou s'il provient d'une simple perversion de leur sensibilité. La solution de cette question a de l'importance ; l'hyperesthésie hystérique affecte les viscères splanchniques aussi bien que les muscles ; elle y provoque des accidents dont la nature a donné lieu à de grandes contestations, et est encore un sujet en litige entre les médecins. En effet, la variété des troubles qui se produisent et la position profonde de ces organes, font que les caractères principaux de la lésion ne peuvent être saisis.

Dans les muscles, il n'en est plus de même, tous les phénomènes tombant sous les sens, la détermination peut s'en faire rigoureusement. C'est donc dans les muscles qu'on devra trouver la solution de la question.

1º L'observation attentive constate que la douleur de l'hyperesthésie des muscles n'est ni pulsative ni tensive, et qu'elle ne s'accompagne d'aucune sensation de chaleur, comme le fait la douleur inflammatoire. Sa nature est complétement spéciale; et son intensité peut être quelquefois si grande, que rien ne peut y être comparé. Ainsi, comme je viens de le dire, Mayo a fait sur la même femme deux amputations successives sur une cuisse pour enlever une douleur hystérique, laquelle n'aurait définitivement cédé qu'à la désarticulation de la tête du fémur. On vient de voir que le contact le plus léger de la partie hyperesthésiée provoquait aussi des douleurs extrêmement vives. Cette douleur n'a ni la régularité ni la tenue des douleurs provoquées par l'inflammation. Apparaissant tout d'un coup pour arriver en quelques instants à son summum d'intensité, elle disparaît de même en laissant complétement indolent le point qu'elle occupait un instant auparavant. Opiniâtre et tenace sur certaines malades chez lesquelles elle persisterait des mois entiers, si on ne l'arrêtait, sur d'autres elle a une instabilité qui fait l'étonnement du médecin lui-même. Elle est toujours sous l'influence directe et immédiate des affections morales. Celles-ci la font paraître quand elle n'existait pas, l'augmentent fortement quand elle existait, et la font disparaître souvent assez promptement, quand elles-mêmes ont cessé d'agir.

La douleur inflammatoire est, au contraire, à peu près indifférente à ces agents. Ce caractère est tellement tranché, que lui seul suffit à reconnaître une hyperesthésie.

La douleur hyperesthésique n'est nullement influencée par les moyens antiphlogistiques; elle ne cède ordinairement que par caprice aux simples narcotiques, et ne se dissipe ordinairement que sous l'influence des moyens spéciaux dont il sera question plus loin, lesquels n'ont aucun effet avantageux sur les douleurs inflammatoires.

Enfin l'hyperesthésie hystérique ne s'accompagne d'aucun des phénomènes qui caractérisent l'inflammation. Ainsi, la peau hyperesthésiée n'est ni rouge ni chaude, elle conserve sa couleur et sa température normales. Les muscles hyperesthésiés ne sont ni chauds ni tuméfiés, la malade n'y éprouve pas le moindre sentiment de chaleur, et l'examen cadavérique n'y fait découvrir aucune lésion matérielle.

A l'aide de ces différences, on reconnaît aisément que l'hyperesthésie des muscles et de la peau n'est nullement le résultat d'une inflammation : appliqués aux souffrances hyperesthésiques des organes profonds, ces caractères doivent servir à déterminer positivement si telle ou telle douleur de l'un des organes intérieurs est ou n'est pas une phlegmasie.

Le second point à décider consiste à établir que la myosalgie n'est pas une simple névralgie.

Il semblerait tout naturel d'admettre qu'une lésion si vive de la sensibilité siége dans le système nerveux et non dans le tissu des muscles : mais il est facile de prouver que cette supposition n'est pas fondée.

D'abord, les véritables névralgies, celles qui se comportent exactement comme le font les douleurs des troncs nerveux, sont extrêment rares dans l'hystérie. Dans cette maladie, les troubles ne portent, en général, que sur deux points : sur les centres nerveux qui reçoivent les impressions, et sur les surfaces, aboutissants des mouvements vitaux déterminés par ces impressions ; les cordons nerveux intermédiaires ne sont que de simples conducteurs, des instruments passifs. En outre, de nombreuses différences les distinguent aisément de la myosalgie.

En effet, la douleur de l'hyperesthésie des muscles réside dans toute l'étendue de la portion douloureuse du muscle, elle en suit toute la configuration, et se fait sentir jusqu'à ses points d'attache aux os. La douleur névralgique, au contraire, siége le long du trajet du nerf malade. La douleur hyperesthésique ne se fait sentir lors de la pression qu'à l'endroit comprimé et non ailleurs ; tandis que dans la névralgie la douleur provoquée par la pression dans certains lieux d'élection, se propage en s'irradiant dans tout le trajet du nerf douloureux.

Enfin il existe un dernier moyen de prouver que la myosalgie n'est pas de la névralgie, et ce moyen est capital. On connaît l'aphorisme antique : *Curationes ostendunt naturam morborum.* La myosalgie (et c'est en cela que consiste en quelque sorte tout l'intérêt du diagnostic) est une lésion très accessible à la thérapeutique : elle est, pour ainsi dire, sous la coupe du médecin ; rien n'est, en général, plus facile à enlever qu'une douleur de muscles ; on est certain qu'en employant les moyens appropriés on l'enlèvera, et souvent du premier coup. La douleur qui réside dans les cordons nerveux, la névralgie proprement dite est, au contraire, tout ce qu'il y a de plus tenace, et on peut être certain qu'elle résistera, plus ou moins, aux moyens qui agissent si puissamment sur les muscles, et que rarement elle sera enlevée du premier coup.

On a vu plus haut que les diverses hyperesthésies hystériques ne correspondaient en aucune manière aux divisions des nerfs dans les environs desquelles elles se trouvent placées. Par conséquent, on peut assurer que le siége est dans les fibres musculaires elles-mêmes.

La myosalgie hystérique est l'un des traits les plus prononcés de l'hystérie, et comme elle ne manque que très rarement elle peut, à elle seule, être prise comme un caractère de cette maladie. Ainsi, partout où l'on rencontrera une très vive douleur provoquée par la simple pression du doigt dans une partie du corps où il ne se trouve pas de signes d'inflammation, on peut à coup sûr, d'après ce seul signe, diagnostiquer avec assurance l'existence de l'hystérie. Il est d'une certitude tellement mathématique, que toutes les fois qu'il y a doute sur la nature d'un état dynamiqne mal déterminé, il suffit de presser ou de gratter légèrement, avec le bout du doigt, la partie supérieuee des muscles droits de l'abdomen, au niveau de la région épigastrique, pour arrêter sa conviction. La vivacité de la douleur qu'on produit dans le cas d'hystérie est tellement peu en rapport avec la faible pression exercée, qu'elle suffit à elle seule pour attirer l'attention du médecin ; ce n'est donc pas faire un jeu de mots, que de dire qu'on peut diagnostiquer l'hystérie du bout du doigt. L'observation constatant qu'il est rare que l'hyperesthésie hystérique ne siége pas soit à l'épigastre, soit au haut du dos, soit au bas du côté gauche, et, dans la très grande majorité des cas, dans ces trois endroits à la fois, on se trouve avoir dans cette sorte de trépied douloureux, un second caractère si assuré de l'hystérie, qu'on peut dire que toute femme qui présente la réunion de ces trois hyperesthésies doit être très positivement déclarée hystérique. Je ne connais pas un seul fait contraire à cctte assertion.

Le traitement local de la myosalgie hystérique se compose d'une série de moyens qu'on peut grouper en quatre classes : les antiphlogistiques, les antispasmodiques, les stupéfiants et les révulsifs.

L'usage a, de temps immémorial, consacré l'emploi des topiques émollients, cataplasmes, fomentations, liniments, onctions, etc. ; quoique ces moyens n'aient réellement d'influence sur la douleur, que par la température soit basse, soit élevée à laquelle ils sont appliqués. Ayant, dès l'abord, fait usage avec persévérance de cet ordre de moyens si banal, j'ai presque toujours constaté la nullité absolue de son action. Les douleurs de la myosalgie hystérique sont quelquefois si instables qu'on aurait grand tort de prendre leur disparition, dans quelques cas, pour un effet des topiques employés.

Je ne range pas dans la même catégorie de nullité, les sangsues et les ventouses soit sèches, soit scarifiées; parce que ces applications ont un double effet, l'effet déplétif et l'effet révulsif. Ces moyens ont beaucoup d'efficacité, ils réussissent fréquemment, mais j'ai pu constater que le premier effet était le moins utile, tandis que l'effet révulsif était celui sur lequel on doit le plus compter. Aussi, pour cette raison, je préfère de beaucoup les ventouses scarifiées aux sangsues; elles font perdre moins de sang, et elles provoquent une douleur plus révulsive; dans cette intention, il m'est arrivé souvent de faire retirer les ventouses aussitôt que les scarifications étaient faites et que toute la douleur était produite. De cette manière, on évite la perte de sang et l'on obtient un soulagement aussi complet que si l'on avait tiré beaucoup de ce liquide.

En général, il faut ne tirer de sang chez les hystériques que lorsqu'il y a de la pléthore. Le plus souvent, la perte du sang est sans influence évidente sur la douleur, tout en ayant le grave inconvénient de débiliter les malades et d'augmenter la prédominance du système nerveux. Il n'est pas très rare de voir une attaque d'hystérie suivre de près une application de sangsues.

Il est donc convenable, à moins d'état pléthorique, de ne recourir à cet ordre de moyens qu'après en avoir employé d'autres.

Autrefois, on avait une grande confiance dans les applications dites antispasmodiques; entre les mains de nos ancêtres, ces topiques étaient une sorte de spécifiques, des *manus Dei,* en possession de guérir infailliblement les maux hystériques. Il faut lire dans les écrits de Houllier, de Rivière, d'Ettmuller, et des auteurs de ces époques, les innombrables formules de ces remèdes merveilleux qui, à leur dire, guérissaient comme par enchante-

ment les accidents de l'hystérie. Ainsi, on trouve, dans les observations de Rivière : « qu'un chirurgien très distingué, de sa con-
» naissance, guérissait fréquemment, en quelques instants, des
» femmes près de mourir d'hystérie, par l'un de ces topiques placés
» sur l'ombilic. »

Dans l'une des observations de cet auteur, on voit l'histoire
d'une femme de 60 ans, qui fut guérie à l'instant même, de son
hystérie et de ses douleurs de ventre, par une semblable application. Ces substances si merveilleuses, qui guérissaient à l'instant
même (probablement à celui où l'attaque allait cesser), étaient le
galbanum, le sagapenum, l'opoponax, l'oliban, le benjoin, la
myrrhe, l'aloès, la rhue, le safran, la bryone, le musc, le casto-
réum, etc., etc., qui ont perdu complétement le glorieux privilége de guérir l'hystérie à la minute. J'ai essayé bien des fois
toutes ces applications, et je n'en ai jamais obtenu d'effet appréciable, à moins que leur contact sur la peau n'ait amené de la
douleur, ou que les émanations très odorantes qui s'en étaient
échappées, n'aient produit par leur inhalation, quelques modifi-
fications sur le système nerveux.

Les applications stupéfiantes ne donnent pas non plus des
résultats bien avantageux. Les préparations d'opium, de bella-
done, de stramonium, qui sont le plus employées, produisent en
général des effets peu constants ; on observe quelquefois de l'amé-
lioration après leur emploi, mais c'est là tout ; et, expérimentale-
ment parlant, leur effet est très problématique. On fera bien de les
employer faute de mieux, et pour varier la médication, mais il ne
faut pas beaucoup compter sur leur puissance.

Les seuls stupéfiants dont l'application soit suivie d'un effet
réel et assez constant, sont les applications d'eau froide et de
glace ; ces applications, qui produisent un effet très prononcé dans
la dermatalgie, sont un peu moins puissantes quand les parties

hyperesthésiées sont plus profondément placées. On s'en sert avec avantage pour les parties où comme à la tête et au front, la douleur est superficiellement placée, quand l'irritabilité de la malade ne permet pas d'employer les stimulants, ou quand ils n'ont pas réussi.

La médication vraiment héroïque contre l'hyperesthésie, consiste dans l'emploi des stimulants. Aussi les stimulants de la peau sont les antiesthésiques par excellence, et les succès qu'on en obtient justifient bien l'aphorisme si connu : *Duobus doloribus simul obortis non in eodem loco, vehementior obscurat alterum.* La stimulation douloureuse de la peau est le meilleur moyen de faire disparaître les douleurs situées plus profondément : son influence est telle, qu'elle dépasse tout ce qu'on pourrait en attendre.

Ces moyens révulsifs sont, en les rangeant par ordre de puissance :

1º Les cataplasmes très chauds ;

2º La chaleur sèche administrée à l'aide de linges chauds, appliqués à une température aussi élevée que les malades les puissent supporter ;

3º Le chloroforme et l'éther acétique appliqués soit isolément, soit collectivement, qui agissent beaucoup plus en stimulant la peau qu'en la stupéfiant, et qui ont l'avantage de pouvoir être employés d'une manière continue sur de larges surfaces et pendant plusieurs jours ;

4º Les sinapismes, dont l'effet est plus puissant encore et dont l'application répétée deux ou trois fois par jour, pendant douze à quinze minutes, sur le même lieu, enlève si fréquemment les douleurs ;

5º Les frictions soit avec la teinture d'iode, soit avec l'huile de croton tiglium, répétées également deux fois par jour, qui ont l'avantage de pouvoir être faites sur de très larges surfaces, où l'on ne pourrait pas mettre des sinapismes ;

6° Le vésicatoire, qui a plus de puissance que les stimulants qui précèdent, et auxquels les douleurs de la myosalgie ne résistent guère ;

7° Enfin le moyen par excellence, celui dont l'effet est le plus prompt et le plus certain, c'est la faradysation de la peau, suivant l'expression de M. Duchenne de Boulogne. On l'exécute au moyen des courants induits et intermittents que donnent les appareils de M. Duchenne ou de MM. Morin et Legendre. On s'arrange pour que que le courant pénètre seulement dans l'épaisseur de la peau, sans aller plus profondément. A cet effet, on se sert de pinceaux métalliques qu'on promène lentement et en les appliquant perpendiculairement à la peau pendant deux et au plus trois minutes, dans toute l'étendue du lieu où siége la douleur, et en ne cessant que quand on s'est assuré que l'hyperesthésie est complétement dissipée. Durant cette opération, le passage du courant à travers la peau s'accompagne d'une série d'étincelles électriques parties de l'extrémité des fils du pinceau qui répond au pôle zinc. Ces étincelles provoquent une douleur tellement vive, qu'il serait impossible de la supporter au delà de quelques minutes. En même temps, il survient de la rougeur et de la chaleur à l'endroit où l'électrisation s'est faite.

On voit rarement les douleurs résister à ce moyen ; presque toujours elles sont enlevées à l'instant même, et une fois l'opération terminée, la malade ne ressent plus rien, ni de la faradysation ni de l'hyperesthésie ; on peut alors presser, mouvoir la partie qui était douloureuse, sans y provoquer la moindre sensation pénible. Il ne reste ordinairement qu'un peu d'étonnement et une sorte de stupeur desquels la malade se remet bientôt.

Assez souvent une seule faradysation suffit ; mais il arrive quelquefois qu'il en faut plusieurs ; quand les douleurs doivent revenir, elles reparaissent au bout d'une heure et le plus ordinairement, au bout de cinq ou six heures. Passé ce terme, elles ne reparaissent plus, et l'on peut être certain qu'elles sont complétement dissipées.

Quand la douleur a reparu, il faut répéter l'opération soit le même jour, soit le lendemain, et toujours de la même manière. Ordinairement alors après chaque faradysation, la douleur diminue; et tant que cette diminution va croissant, on peut continuer.

Mais si, au bout de deux à trois séances, on n'a pas réussi à modifier la douleur, il faut renoncer à ce mode de traitement.

Les conditions de succès de la faradysation sont : la date récente de la douleur, son siége superficiel, sa diffusion et son degré moyen d'intensité. Cependant, comme il est des cas où, quoique très ancienne, la douleur a néanmoins cédé, je ne connais guère de cas où l'on ne puisse avec chances de succès tenter ce moyen.

Les femmes hystériques supportent, en général, la faradysation avec un courage et une tolérance qu'on ne trouve pas chez les hommes; néanmoins il en est quelques-unes auxquelles cette opération donne des attaques qui empêchent de la continuer pendant un temps suffisant; celles-là, dont on devine assez aisément, au premier abord, l'extrême susceptibilité, ne doivent être soumises à la faradysation qu'après avoir été préalablement anesthésiées par le chloroforme. Il faut encore mettre ce moyen en usage, quand la myosalgie, très intense et très étendue, donne à supposer que la malade ne pourra pas supporter la faradysation pendant le temps nécessaire pour enlever la douleur. L'action du chloroforme n'ôte absolument rien à l'effet révulsif de la faradysation, et quoique la malade elle-même, quand elle est réveillée, déclare n'avoir rien ressenti, l'effet révulsif s'est produit aussi complétement que si elle en avait eu conscience. Avec ce correctif, il n'est point de malade à laquelle on ne puisse proposer la faradysation, et la crainte de provoquer une trop vive douleur n'a plus de motifs.

On ne recourra, du reste, à ce moyen que quand tous les autres auront échoué, ou quand la douleur est tellement faible, qu'il suffira d'un courant peu intense pour la faire disparaître. -

Le repos des muscles hyperesthésiés est l'une des conditions les plus importantes du traitement de l'hyperesthésie, et celle sur laquelle il faut appuyer avec le plus d'insistance. Si ce repos n'est pas gardé, les malades guérissent difficilement ; l'immobilité seule a plusieurs fois suffi à faire cesser la souffrance des muscles. Dans l'ignorance où l'on a été jusqu'à présent sur la myosalgie hystérique, et quand on croyait que les douleurs résidaient dans les viscères splanchniques, on a conseillé l'exercice, la promenade, le travail manuel, l'équitation, comme étant les moyens de porter sur les muscles la stimulation qu'on supposait être profondément placée ; il est maintenant évident que cette pratique était mal entendue ; en effet, la première condition de soulagement pour un organe souffrant est le repos de cet organe ; or, on faisait précisément le contraire en recommandant le mouvement. Il ne faut pas trop s'inquiéter des inconvénients que ce repos pourrait avoir pour les malades, attendu qu'il est de peu de durée. J'ai vu des malades épigastralgiques ou rachialgiques depuis longtemps, chez lesquelles les divers traitements employés ne faisaient absolument rien, et chez lesquelles un repos absolu, le séjour complet au lit pendant quatre ou cinq jours, avaient suffi pour faire tomber complétement les douleurs.

Il est entendu que le traitement local des myosalgies n'est que le complément du traitement général qui doit dans tous les cas être employé, et faire en quelque sorte le fond de la thérapeutique de l'hystérie.

Paris.—Typographie Félix Malteste et Cᵉ, rue des Deux-Portes-St-Sauveur, 22.

www.ingramcontent.com/pod-product-compliance
Ingram Content Group UK Ltd.
Pitfield, Milton Keynes, MK11 3LW, UK
UKHW022216070726
13613UKWH00004B/1707